OBSERVATIONS PRATIQUES

SUR LE

TABES DORSALIS

OU

L'ATROPHIE NERVEUSE,

Espèce de consomption produite par des indiscrétions commises dans la jeunesse, ou par des excès et par l'intempérance dans un âge plus avancé ; suivies d'instructions sur le meilleur mode de traitement, avec indication d'un remède approuvé.

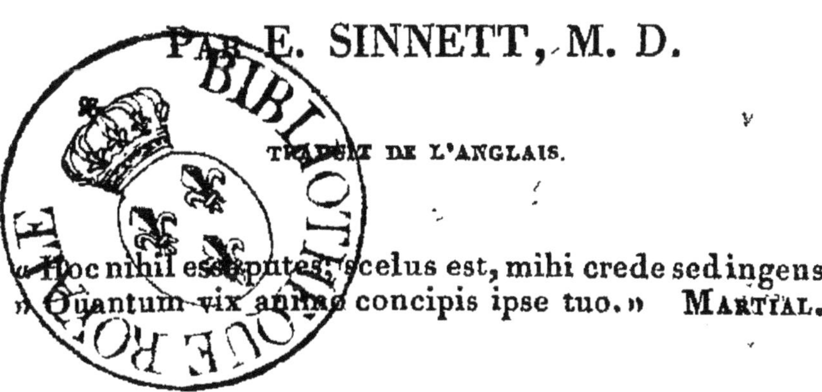

PAR E. SINNETT, M. D.

TRADUIT DE L'ANGLAIS.

« Hoc nihil esse putes; scelus est, mihi crede sed ingens
» Quantum vix animo concipis ipse tuo. » MARTIAL.

PARIS.

PUBLIÉ PAR L'AUTEUR.

CHEZ { MARTINET, rue du Coq-Saint-Honoré.
PONTHIEU, libraire, au Palais-Royal

PRIX : 1 FRANC.

1824.

PRÉFACE.

Le sujet dont je me propose de traiter dans ce petit ouvrage, est d'une nature tellement délicate, qu'il sera très difficile d'éviter des allusions qui peuvent paraître peu délicates et même indécentes. J'ai senti d'abord cette difficulté; mais, convaincu de l'importance du sujet, voyant que jusqu'à ce jour aucun écrivain ne l'a discuté convenablement, je me croirais inexcusable si je me laissais détourner, par des raisons aussi puériles, de communiquer au public les observations intéressantes que j'ai faites pendant une pratique laborieuse de plus de vingt-cinq ans, dans cette partie importante de ma profession.

J'ose espérer que mes lecteurs me rendront la justice de convenir que j'ai tâché de m'exprimer, dans tout le cours de cet ouvrage, avec la plus grande décence, et avec toute la délicatesse dont je pouvais user sans nuire à la clarté du style; je me flatte encore qu'un grand nombre de parens et de tuteurs éclairés permettront non-seulement à leurs enfans et élèves la lecture de cet opuscule, mais qu'eux-mêmes ils le mettront entre leurs mains, persuadés que, bien loin de porter atteinte à la pureté de leurs mœurs, il ne peut servir qu'à les garantir des plus grands dangers.

Me reposant donc entièrement sur la bienveillance et l'indulgence du public, je lui présente cet humble fruit de mes travaux, sans autre apologie que la rectitude de mes intentions.

OBSERVATIONS PRATIQUES

SUR LE

TABES DORSALIS.

CHAPITRE I.

Si les maladies et les infirmités du genre humain sont sans nombre, les remèdes dignes de ce titre sont comparativement en très-petite quantité. Il est donc essentiel de bien les distinguer; or, comme il n'est pas de meilleur moyen pour enseigner à une personne qui n'a pas de connaissances médicinales, à apprécier selon leur juste valeur les bonnes ou mauvaises qualités d'un remède qu'on lui propose, que de lui faire connaître exactement la nature et les résultats de la maladie pour laquelle ce remède est destiné, je vais tâcher de donner une description exacte, mais concise, d'une classe de maladies chroniques et souvent funestes, dont le traitement a fait pendant vingt-cinq ans ma principale occupation et mon étude, et pour lesquelles je me propose d'offrir, dans cet opuscule, un remède que l'expérience de mille succès irréfragables m'autorise à appeler presque infaillible.

Les symptômes ordinaires du *Tabes dorsalis*

sont une débilité générale, un amaigrissement tellement obstiné que les cordiaux les plus puissans, ni la diète la plus nutritive ne peuvent en arrêter les progrès; les yeux enfoncés, un teint pâle, animé de moment à autre d'une vive rougeur; des douleurs fugitives et quelquefois stationnaires, accompagnées de sensations d'une singulière froideur, d'une chaleur extraordinaire, ou d'engourdissement lorsqu'on presse légèrement quelque partie du corps, surtout les cuisses, les jambes, le dos ou les reins; l'indolence, la lassitude et une fatigue plus qu'ordinaire au moindre exercice; une respiration difficile après une courte promenade à pied ou en voiture, surtout sur un chemin inégal; une transpiration froide et visqueuse; une roideur dans tous les membres, un tremblement convulsif dans les tendons, des frissons dans tout le corps, et souvent une sensation pareille aux piqûres d'épingles, ou comme si de l'eau dégouttait le long de l'épine du dos.

Dans les premiers degrés de cette maladie il y a rarement apparence de fièvre, quoique dans ses progrès il se manifeste toutes les marques caractéristiques de la fièvre lente, qui conduit le malade graduellement au tombeau, ou qui, se changeant en maladie aiguë, met plus tôt un terme à ses souffrances.

Hippocrate a dit : « Le *Tabes dorsalis* est » une maladie qui a son siége dans la moelle de » l'épine du dos, et qui attaque surtout les jeu» nes personnes d'une disposition lubrique et » celles nouvellement mariées. » Mais, plus souvent, c'est le résultat d'une *habitude* insidieuse exercée à l'écart, par laquelle la quintessence de la vie est dissipée dans une obscure solitude, et qui flétrit les fleurs de la santé, de la vigueur et de la vivacité. Il n'est pas de malheureux plus à plaindre que les victimes de ce vice, qui se sont laissé séduire à cette erreur dans leur première jeunesse, lorsque leur raison était encore trop faible pour combattre l'illusion ou en découvrir la turpitude; mais après que la raison, les exhortations de personnes plus instruites, les conseils d'un médecin, ou la funeste visitation d'affections morbifiques ont soulevé le voile, il est indigne, il est dégoûtant et pernicieux au dernier degré de poursuivre une pareille conduite. Je sais que trop souvent ces malheureuses personnes sont traitées avec dérision et négligence comme étant indignes d'être réclamées par la sollicitude d'un ami, ou ne méritant pas les soins d'un médecin pour travailler à leur guérison. Quelle cruauté! Quels que soient à ce sujet les sentimens de beaucoup de mes confrères, il est pour moi une douce tâche d'administrer un baume consolant à ces infortunés. Fier d'avoir trouvé un remède pour les maladies résultant du vice dont il s'agit, je considère comme étant de mon devoir de le leur offrir, avec le seul conseil de s'abstenir d'une répétition de leurs erreurs; leur promettant que, s'ils veulent suivre exactement les règles que je leur prescris, ils recouvreront bientôt une parfaite santé.

CHAPITRE II.

Tous les corps vivans souffrent continuellement une diminution de leurs humeurs et de leur force d'agir; et, si les soins admirables de la nature ne réparaient pas cette perte continuelle, ils tomberaient bientôt dans un état de décadence, d'inanition et de mortalité.

Cette restauration se fait par les divers alimens qui entrent dans nos estomacs, et dont les parties nutritives, après avoir été préparées par les facultés digestives de cet organe, sont distribuées dans toutes les parties de l'économie animale. Il est donc évident qu'une perte d'humeurs et de secrétions du corps, qui excèdent les forces nutritives de l'aliment qui doit servir pour leur restauration, doit avoir des suites délétères et pernicieuses; et que, si l'équilibre entre l'évacuation et la réparation n'est pas maintenu, tout le système doit se déranger, et finalement dépérir.

Si la perte des humeurs qui circulent dans le corps humain a des suites aussi sérieures, il doit s'ensuivre qu'une évacuation profuse de *celle qui est la plus importante* doit produire des maux dix fois plus graves; car cette humeur est la quintessence des fluides et des secrétions qui constituent le principe vital; et sa préparation est aussi compliquée que ses propriétés et effets sont surprenans et importans. C'est principalément ce fluide qui donne la vivacité, la force aux muscles, l'énergie à tout le corps; et conséquemment son évacuation profuse doit affaiblir le système, altérer les facultés de l'esprit, détourner l'ardeur naturelle de la disposition de toute poursuite, mâle, sublime et louable, et abandonner la victime de dépravation et d'excès à toutes les misères, les infirmités et la décrépitude d'une vieillesse prématurée.

Il n'est pas d'opération dans laquelle la nature ait adopté un procédé aussi compliqué et aussi lent que dans la préparation de ce fluide important. Toutes les autres humeurs du corps humain sont conduites immédiatement à la partie destinée à l'absorption ou à leur évacuation; celle-ci prend seule une route tellement tortueuse, qu'en traversant seulement l'épiderme elle passe par un conduit qui, s'il était déroulé, serait trouvé avoir plus de trente pieds de long: Il est donc clair que sa confection se fait avec beaucoup de lenteur et de ménagement, et qu'il faut un temps considérable pour en réparer la perte. D'ailleurs la langueur, la lassitude et l'inertie qui suivent immédiatement son évacuation, sont une preuve incontestable que ce fluide constitue une partie précieuse de nous-mêmes.

Ces considérations doivent faire sentir aux personnes mariées la nécessité de mettre un frein à la gratification de leurs désirs, et de les renfermer dans les bornes de la raison et de la modération, et devraient produire l'effet heureux de prévenir entièrement l'*habitude* dangereuse dont les suites sont si affligeantes. Cependant les tentations à ce vice sont malheureusement si fréquentes, les causes qui y conduisent sont si difficiles à éviter, et son empire, une fois établi sur les sens, est si despotique, qu'il y a lieu de craindre que ni la plume du moraliste, ni les exhortations de la religion, ni les conseils du médecin, ne soient assez puissans pour sauver beaucoup de jeunes personnes d'un écueil où elles arrivent imperceptiblement, et dont elles ne voient la profondeur que lorsque rien ne peut plus arrêter leur chûte fatale. Tout ce que peuvent faire les auteurs qui écrivent sur ce sujet, c'est d'avertir ceux qui ne sont pas encore infectés du vice, de leur signaler le danger, et de recommander à ceux qui souffrent déjà des suites de leur faute, les remèdes les plus propres pour leur guérison. Pour ce dernier effet je puis leur indiquer avec confiance le Baume de Gilead du docteur Sinnett : pendant vingt-cinq ans j'ai fait une profonde étude de ces sortes de maladies. J'ai administré tous les remèdes connus qu'offre le *Materia médica;* j'ai vu prendre des préparations de presque tous les médicamens prescrits par les praticiens les plus célèbres de l'Europe, sans aucun résultat favorable; et je puis déclarer solennellement que jamais je n'ai vu prendre ce précieux remède oriental sans produire des effets heureux, excepté dans des cas tout-à-fait désespérés.

CHAPITRE III.

Les observations précédentes sont constatées par les extraits de lettres que je présente ici; ces lettres m'ont été écrites par des malades de l'un et de l'autre sexe que j'ai traités; j'en ai fait un chapitre à part, afin que les lecteurs qui n'y trouvent pas de goût, puissent le passer.

LETTRE I.

« Mon cher monsieur,

« C'est avec la plus grande satisfaction que je puis vous informer que j'ai rencontré il y a quelques jours mon ami, auquel j'avais recommandé votre baume de Gilead, pour une gonorrhée obstinée dont il souffrait depuis plus de deux ans. Il m'exprima toute sa reconnaissance de ce que je lui avais conseillé de se confier à vos soins, et me déclara que sa santé et ses forces étaient parfaitement rétablies. Je ne puis m'empêcher, à cette occasion, de vous témoigner la haute opinion que j'en ai conçue pour votre préparation, et la reconnaissance que mon ami et moi-même aurons toujours envers vous pour cette cure importante. »

LETTRE II.

« Mon cher monsieur,

« Pour vous mettre à même de vous former une juste opinion de mon cas, je tâcherai de vous décrire l'origine et les progrès de ma maladie, avec toute l'exactitude possible. Les premiers symptômes furent une affection de la tête, semblable à un rhume; cette affection dura une année entière, et détruisit en grande partie les facultés olfactoires; des maux de tête insupportables me firent souffrir pendant trois ans; après quoi, je fus attaqué d'une oppression de poitrine après avoir mangé, qui durait ordinairement deux heures. J'étais loin d'attribuer ces symptômes au penchant funeste que j'avais contracté dans ma première jeunesse et dont je vous ai fait part dans ma première lettre. Un autre symptôme était une faiblesse de l'estomac et du bas-ventre, une espèce de sensation légèrement nerveuse, qui s'augmentait tous les ans, surtout pendant l'été, et qui a fini par m'énerver tout-à-fait. Je suis au désespoir quand je réfléchis que je me suis attiré moi-même toutes ces souffrances. Au bal, au théâtre, je m'ennuie; je suis taciturne et abattu : je fuis la société pour courir les champs. Bref, ma position est misérable à tel point qu'il est impossible de s'en former une idée. »

L'écrivain de cette lettre a été parfaitement rétabli en cinq mois; il s'est marié peu de temps après, et maintenant il est père de plusieurs enfans bien portans. Il est venu voir souvent l'auteur pendant les deux dernières années, et il a toujours soin d'avoir dans sa maison une provision de baume de Gilead, pour l'usage de lui-même et de sa famille.

LETTRE III.

« Monsieur,

« Je me trouve dans une situation vraiment déplorable par les suites d'un certain vice que j'ai appris à pratiquer étant encore à l'école. Je suis réduit à une telle faiblesse du corps et de l'esprit, que la vie m'est insupportable; je ne connais aucune sensation agréable, et mon existence est le plus haut degré de misère. J'ai à présent quarante ans. Ma mémoire est tellement affectée que je ne puis pas me rappeler ce que j'ai fait il y a quelques minutes; en un mot, toutes mes facultés mentales sont altérées, et je me trouve plongé dans un état d'ineptie absolue. J'ai été traité par plusieurs médecins; mais je suis fâché de devoir ajouter qu'ils ne m'ont procuré aucun soulagement. Si vous croyez que votre remède puisse en effet me rendre la santé, je serai l'homme le plus heureux du monde. »

LETTRE IV.

« Monsieur,

« J'ai très-souvent des maux de tête violens, des vertiges, et un bruit insupportable dans les oreilles, ressemblant au mugissement de la mer; ce bruit m'incommode le plus, quand je suis couché. Ma vue est si affaiblie, que je puis à peine voir pour lire et pour écrire, et il me semble toujours voir des insectes voltiger devant mes yeux. Lorsque je lis à haute voix ou que je parle beaucoup, ma bouche devient bientôt sèche et pâteuse. Quelquefois, les frissons viennent subitement saisir tout mon corps, accompagnés de tremblement et de pulsations. Si je m'appuie avec les bras sur une table, ils sont bientôt engourdis ou insensibles comme si j'étais paralysé. Ma mémoire est beaucoup affaiblie, et je suis si triste et abattu, que je ne puis me montrer en société ni suivre une conversation. Mais ce qui m'alarme davantage, c'est que je crache une quantité de flegmes épais et visqueux qui me font craindre que je suis dans une consomption. »

LETTRE V.

« Monsieur,

« Il m'est impossible de vous décrire tous les efforts que j'ai dû faire sur moi-même pour parvenir à me guérir d'une certaine habitude que j'avais contractée et qui venait toujours malgré moi frapper mon imagination, et qui menace encore de me faire retomber dans cette dangereuse illusion. Il est vrai que je m'évertue toujours de suivre vos sages conseils, et de combattre ce funeste penchant de toutes mes forces; mais je suis énervé, et la lutte a presque épuisé mes moyens de résistance.

« Je commence cependant depuis peu de jours à sentir un changement favorable ; je suis moins abattu et mon appétit revient. Ah ! que de grâces n'aurais-je pas à votre baume et surtout à votre bienveillante attention, si je pouvais recouvrer ma santé.

«Venez me voir, je vous en prie, car j'ai à vous consulter sur quelques points. »

LETTRE VI.

« Monsieur,

« Je vous prie de ne pas m'accuser d'ingratitude si j'ai différé de quelque temps de vous donner de mes nouvelles ; la nécessité seule m'a imposé la dure loi de ne pas vous exprimer ma reconnaissance. Je vous ai écrit plusieurs lettres, mais jusqu'ici je n'ai pu trouver un moyen pour vous les faire parvenir. Comment trouver des paroles pour vous exprimer les sentimens de mon cœur reconnaissant pour votre bonté, votre attention, votre délicatesse. Je vous dois la vie, oui, plus que la vie, je vous en dois le bonheur futur ; car avant d'avoir recours à vous, je n'ai connu que les souffrances et la misère. Je n'aperçois pas les symptômes dont vous parlez dans votre dernière lettre ; quoique je ne sois pas tout-à-fait comme sont ordinairement les demoiselles de mon âge, mais, grâces à Dieu, je jouis d'une assez bonne santé. Il m'est impossible de m'exprimer comme je le voudrais, mais soyez assuré que vous aurez toujours les meilleurs souhaits et les prières de, etc. »

LETTRE VII.

« Monsieur,

« Je suis toute honteuse de devoir vous communiquer par écrit une chose que je n'aurais jamais la force de vous avouer en personne, dussé-je mourir. Etant encore très-jeune j'ai contracté en pension une habitude vicieuse....

. . . .

Il m'est extrêmement pénible de devoir entrer dans ces détails; mais la sollicitude que mon mari témoigne pour avoir un héritier, m'engage à vaincre tous mes scrupules; j'espère que vous pourrez m'assister sans me voir, car, après l'aveu que je vous ai fait, il est de toute impossibilité que je me montre à vos yeux. »

LETTRE VIII.

« Monsieur,

« J'ai très-bien reçu votre lettre, et en réponse aux questions que vous m'adressez, je vais vous parler franchement, car je me croirais coupable si je vous trompais; je dois donc avouer que j'ai commis la faute dont vous parlez : c'est dans un collége public que je l'appris, et ce n'est que très-récemment que j'ai commencé à la considérer comme un vice. Je suis sur le point de me marier, et je ne puis, sans manquer à tous les égards de l'honneur et de l'obéissance filiale, rompre une union proposée depuis quelque temps par mes parens, malheureusement avant que je connusse mon état, et sous tous les rapports conforme à mes intérêts et à mes inclinations. Je me vois donc obligée d'avoir recours à vos conseils. Veuillez me répondre le plus tôt possible. »

Cas IX.

Un jeune homme de seize ans avait contracté cette malheureuse habitude, et en était encore infecté à l'âge de vingt-cinq ans. A cette époque il éprouva une extrême faiblesse dans les nerfs optiques; sa mémoire s'affaiblit également; il avait des maux de tête violens, et quelquefois des douleurs aiguës dans le front et les tempes; s'il essayait de lire, il était souvent saisi d'étourdissement comme s'il était ivre. Les pupilles des yeux étaient extrêmement dilatées et lui causaient souvent de fortes douleurs; les paupières étaient enflammées, et le matin, à son réveil, il ne pouvait les ouvrir sans les bassiner avec quelque chose de chaud. Souvent il versait des larmes sans le vouloir, et une quantité de pus jaunâtre et corrosif lui sortait du coin de l'œil; mais un des symptômes les plus dangereux était une infirmité à laquelle il était sujet dans son sommeil presque toutes les nuits, et qui l'affaiblissait et l'amaigrissait d'une manière effrayante.

Ce pauvre jeune homme était dans cette condition déplorable, lorsqu'il s'adressa à moi; et il se laissait presque aller au désespoir. J'eus beaucoup de peine à lui faire espérer même une amélioration de son état misérable, et les paroles ne suffisent pas pour exprimer ses sentimens de joie et de reconnaissance lorsqu'il commença à apercevoir les premiers indices de son rétablissement. La cure fut longue; cependant en peu de mois il fut rendu à lui-même et à la société dont il est en ce moment un membre utile et respectable.

Cas X.

La lettre suivante fut adressée à l'auteur par le docteur Byan de Dublin, médecin qui s'est fait une grande réputation dans le traitement des maladies pulmonaires.

« Monsieur,

« L'année dernière je fus appelé pour donner mes soins à un jeune homme d'une de nos premières familles, qui était considéré dans le plus haut degré de consomption pulmonaire, et ma première visite me donna presque la certitude que sa maladie était sans espoir; mais, après l'avoir vu quelquefois, après avoir recueilli quelques observations, et observé de nouvelles circonstances à chaque visite, je commençai à croire que la toux et l'affection de la poitrine, quoique dangereuses, n'étaient que les symptômes et non l'origine de la maladie, et je dois avouer franchement que la lecture accidentelle de votre essai sur la consomption *dorsalis*, me fit venir une pensée qui s'est trouvée confirmée dans une conversation que j'eus avec mon malade, que sa maladie avait son origine dans le vice auquel vous faites allusion. J'y crus voir une occasion favorable pour me convaincre si votre préparation du baume de Gilead possédait réellement les qualités que vous lui attribuez; je me suis donc procuré une caisse de ce remède que j'ai administré au malade, sans faire part à lui ni à ses amis de la nature ni du nom du médicament qu'il prenait. Après un délai de six mois, je trouvai dans le malade un changement si favorable et si inattendu, que je crus vous devoir, comme un acte de justice envers vous-même et envers le malade, de vous présenter à lui. Le résultat vous est connu; je ne puis qu'approuver les remèdes auxiliaires que vous avez recommandés dans cette circonstance; tous les symptômes morbifiques ont été dissipés, et le jeune homme a été rendu à un état de parfaite santé dont il jouit encore.

« Après avoir ainsi rempli votre désir, monsieur, en vous donnant par écrit une vraie relation de tout ce qui s'est passé, je ne puis que vous témoigner de nouveau l'antipathie que je continue néanmoins d'avoir pour tout remède secret. Vous devez, il est vrai, connaître vos propres motifs; si vous étiez un ignorant, si vous n'aviez pas des connaissances qui vous font honneur, on aurait moins lieu d'être étonné; mais qu'un médecin de votre talent et de votre réputation continue de confectionner et de débiter un remède secret, c'est au moins une chose très-rare.

« J'ai l'honneur d'être, monsieur, votre serviteur, J. RYON.

« *Dame street*, à Dublin, n° 19, le 2 décembre 1821. »

Cas XI.

Un jeune homme d'une des meilleures familles contracta en pension l'*habitude* en question par les mauvais exemples d'un de ses camarades, qui avait quelques années de plus que lui. Dans sa tendre jeunesse il était, à ce que j'ai appris, un joli garçon, frais et bien portant. A dix-sept ans il avait toute l'apparence d'un vieillard, et ses traits portaient l'empreinte de l'imbécillité. Sa vue m'épouvanta. Il était couché, sa figure était maigre, ridée et hâlée, couverte de taches et de boutons rouges. Ses yeux semblaient prêts à sortir de leurs orbites, et leurs pupilles étaient prodigieusement dilatées; son articulation était pénible; des spasmes, des convulsions et des accès épileptiques se succédèrent presque sans relâche. Pendant huit mois le pauvre jeune homme avait souffert comme un martyr, et les soins de plusieurs médecins qui jouissent d'une réputation distinguée et méritée, n'avaient pu le soulager. Lorsque je fus appelé, il était presque insensible. La fleur de sa jeunesse était pour ainsi dire flétrie avant d'être éclose, ses facultés mentales étaient presque éteintes et l'énergie du corps était épuisée. J'avais vu, dans le cours de ma pratique plusieurs exemples terribles des effets de l'*habitude* pernicieuse dont je traite, mais celui-ci surpassait tout ce qui s'était encore présenté à moi.

Croyant toutes démarches vaines, j'aurais voulu dans cet instant, ne pas troubler les derniers momens du malade par quelque traitement; mais la mère du jeune homme me supplia d'une manière si pressante d'essayer la guérison de son seul enfant, que je ne pus me refuser à ses instances.

Je fus agréablement surpris en apprenant quatre jours plus tard, de cette dame, que son fils se portait beaucoup mieux; et, en voyant le malade, je fus étonné du changement évidemment favorable qui avait eu lieu dans les vingt-quatre heures précédentes. Dans peu de jours je vis avec satisfaction que mon remède lui convenait parfaitement, et que, malgré quelques rechutes qui survinrent de temps à autre sa santé s'améliorait tous les jours. Bref, trois mois après que j'avais été consulté, il avait recouvré de l'embonpoint, de la couleur, des forces et de l'activité, au point que je pus suspendre entièrement mes visites.

Cas XII.

Un monsieur de moyen âge s'adressa à moi, déclarant qu'il souffrait de la pierre ou de la gravelle. Depuis six mois il était tourmenté nuit et jour d'un flux d'urine qui lui occasionait souvent des douleurs spasmodiques insupportables. Quelquefois l'évacuation était involontaire; en général elle avait une couleur foncée, et déposait une lie sablonneuse, rougeâtre, laissant surnager une écume jaunâtre purulente.

Tous les remèdes qu'on lui avait administrés, l'opium, l'eau de chaux, tous les efforts de ses médecins avaient été vains. Épuisé par une douleur continuelle, et désespérant de sa guérison par les moyens ordinaires, il me consulta, disant que tous les hommes de l'art qui l'avaient traité déclaraient unanimement que son mal était la gravelle. Il me demanda ensuite si je ne saurais pas un moyen de le guérir sans l'opération, qu'il redoutait par-dessus tout.

Après lui avoir adressé plusieurs questions au sujet de l'origine et des progrès de son mal, j'appris qu'il avait fait beaucoup d'indiscrétions dans sa jeunesse; que pendant plusieurs années il avait eu une gonorrhée violente, et qu'il était sujet à des infirmités nocturnes. Cette découverte me persuada qu'on s'était mépris sur sa maladie, et bientôt j'eus la certitude que ce n'était pas la pierre. Je lui déconseillai dono fortement l'opération proposée, et je l'informai que si je pouvais m'en rapporter aux succès que j'avais déjà eu dans plusieurs cas pareils, je pourrais le soulager considérablement. Il est inutile d'ajouter que l'état misérable et désespéré où cet homme se trouvait, le fit accepter volontairement mes propositions : il me promit de suivre exactement mes conseils. A l'aide du baume de Gilead, et de quelques autres médicamens auxiliaires je parvins bientôt à opérer un changement favorable ; et, au bout de six mois, il m'assurait que sa santé était meilleure qu'elle ne l'avait été de toute sa vie.

Cas XIII.

Un officier à demi-solde, qui aujourd'hui réside à Dublin, où il exerce une profession des plus honorables, se trouvait réduit à une telle débilité qu'il est presque impossible de se figurer son état : son esprit était si agité, et en même temps si abattu qu'il ne pouvait plus vaquer aux devoirs de sa profession ; épuisé par la perte d'appétit, une langueur et des douleurs dans les différentes parties du corps, il s'avisa d'essayer les effets du baume de Gilead, et le résultat a été un rétablissement parfait, tel qu'il est peu d'exemple. Toute personne qui veut se donner la peine de s'adresser au n° 88, south Great George's street, à Dublin, pourra avoir le nom et l'adresse de ce monsieur, qui s'estimera heureux de pouvoir communiquer en personne les détails de sa cure.

CHAPITRE IV.

Plusieurs cas semblables pourraient encore être relatés ici. Je pourrais aussi en citer de maladies aiguës, qui ont été considérablement aggravées et rendues infiniment plus dangereuses par l'habitude vicieuse à laquelle le malade avait été sujet. Ces maladies sont ordinairement fatales : les symptômes en sont bizarres, leurs progrès irréguliers, et leurs époques incertaines. La constitution est affaiblie et sapée par le mal, et, comme une crise déterminée n'a jamais lieu même lorsqu'on est maître du mal, le malade reste dans un état de langueur et d'amaigrissement, de sorte que, si l'on ne découvre la véritable cause, et si l'on ne se soumet à une stricte abstinence, il y a tout lieu de craindre que le malheureux patient ne succombe, pendant que les parens et amis ignorent totalement l'origine de cette funeste catastrophe.

L'assurance que les victimes de cette habitude portent toujours en leur personne l'empreinte évidente et ineffaçable de leur folie, pourra peut-être contribuer plus efficacement à détourner les jeunes personnes de ce vice, que tout autre argument qu'on pourrait avancer. Les traits de la figure sont un miroir fidèle qui réfléchit l'état de l'âme et du corps, et donne le premier à connaître quelque dérangement intérieur. Le teint frais et vermeil, qui produit cet air de jeunesse et de vivacité sans lequel même la beauté est insipide, disparaît d'abord; tout le corps s'amaigrit, la peau devient dure et livide, les yeux perdent leur éclat, s'appesantissent, et indiquent par leur langueur la débilité de tout le système ; les lèvres perdent leur couleur et les dents leur émail; et souvent le corps est affaibli au point que non-seulement la croissance est empêchée, mais que souvent la difformité s'ensuit.

L'immortel Boerhave a dit que les nœuds sont une maladie qui n'attaque que les enfans, et ne les affecte plus après l'âge de trois ans. Cependant il n'est pas rare de voir de jeunes personnes, surtout des demoiselles, être très-bien faites jusqu'à l'âge de dix, douze et quinze ans, et devenir après cette époque graduellement difformes par la faiblesse de l'épine du dos, produite trop souvent par leur propre indiscrétion. Un autre célèbre médecin observe que les jeunes personnes qui contractent cette habitude avant d'avoir atteint leur entière croissance, diminuent au lieu d'augmenter en taille et deviennent souvent difformes.

Peut-être il est des personnes qui doutent que ce vice soit aussi répandu que je semble l'indiquer ! Mais si elles connaissaient seulement une faible partie des cas qui se présentent continuellement à moi, et qui ne sont que les résultats de cette habitude, elles changeraient bientôt d'avis.

Il est un autre symptôme qu'on pourrait

croire de peu de conséquence, qui prend cependant sa naissance d'une cause éminemment dangereuse, le dérangement de tout le système. Ces symptômes sont les boutons, les pustules, les éruptions, les taches suppurantes, les croûtes, etc., sur différentes parties du corps, qui se suivent dans une succession régulière, et dont les uns se rattachent évidemment et les autres obscurément à la susdite cause. Les parties où ces éruptions sont les plus fréquentes sont les tempes, le long du nez, le front, la poitrine, les cuisses, etc. Ce symptôme est digne de fixer l'attention du médecin et du malade, parce que, lorsqu'on ne peut assigner d'autre cause probable, on peut être assuré que neuf fois sur dix on pourra l'attribuer à la funeste *habitude*, malgré l'opiniâtreté avec laquelle le malade le nierait; et ce dernier peut être convaincu que c'est un indice alarmant et sûr que sa constitution a souffert une secousse dangereuse qui, s'il persiste, le conduira inévitablement au tombeau.

CHAPITRE V.

Dans le siècle où nous sommes, les maladies les plus répandues et qui fatiguent le plus le genre humain, sont celles qui, provenant de l'irritation, du relâchement et de la faiblesse du système nerveux, occasionés par la manière de vivre, les folies, la dissipation, la molesse auxquelles s'adonnent les personnes de presque tous les rangs. De toutes les causes qui mènent à ce symptôme, il n'en est pas de plus fréquentes que *l'habitude* dont je traite, que beaucoup de jeunes personnes contractent avant que la raison leur ait enseigné à distinguer le mal du bien.

A l'époque où la raison commence à se faire jour, lorsque les sentimens que la nature a semés dans nos cœurs avec les vues les plus sages, se font sentir avec la plus grande violence, et que les convenances en défendent l'aveu, il n'est pas étonnant qu'une jeunesse timide craigne de demander des renseignemens à des personnes dont l'âge et l'expérience pourraient les éclairer, et que, par ignorance et la force des sensations dont elle ne peut se rendre compte, elle se perde dans des illusions dangereuses.

A cet âge les jeunes personnes sont trop souvent laissées à elles-mêmes, surtout dans la haute société, et toutes les habitudes qu'elles contractent alors, soit bonnes ou mauvaises, morales ou vicieuses, restent ordinairement pour la vie. Malheureusement il est peu de parens, de tuteurs et d'amis qui prennent à cet âge les précautions nécessaires de conseiller et d'instruire les jeunes personnes sur les meilleurs moyens de contrôler leurs passions, ou d'indiquer les avantages inappréciables de la tempérance et de la discrétion, et les maux que les indiscrétions de la jeunesse entraînent après elles.

Beaucoup de jeunes personnes qui n'ont pas reçu ces informations utiles, quoiqu'elles aient d'ailleurs les dispositions les plus aimables et les meilleurs principes, se laissent facilement séduire à une conversation libidineuse avec celles qui ont contracté ces habitudes d'irrégularité et de folie; et, par la force de l'exemple, elles sont entraînées à l'intempérance et aux vices qu'elles n'auraient pas commis.

Sur ces principes nous pouvons donc facilement rendre compte du grand nombre de jeunes personnes qui meurent de consomption et de maladie pulmonaire, ainsi que tous ces êtres maigres et blêmes qu'on rencontre surtout dans les grandes villes, qui tremblent au moindre bruit comme des enfans, et qui succombent sous le poids d'un train de maladies nerveuses et cachectiques qui les rendent en partie, et souvent entièrement, incapables de remplir le grand but pour lequel la nature les a créés.

C'est sur ces mêmes principes que nous pouvons encore rendre compte de la légèreté, de l'indifférence, et de la dérision avec laquelle beaucoup de jeunes personnes traitent l'institution sacrée du mariage, cette belle et délicieuse union instituée dès l'origine du monde, la source de l'immortalité, et indubitablement la condition la plus importante de notre vie. C'est pourquoi je désire faire sentir à mes jeunes lecteurs et lectrices l'obligation et les avantages d'embrasser, à un âge convenable, l'état du mariage; c'est un engagement indispensable qui, pour tout membre de la société, est un devoir, en même temps que c'est la base de leur félicité, et le moyen le plus sûr de se garantir contre les séductions du vice.

Je sais qu'il est beaucoup de personnes bien disposées qui désirent contracter ce lien, mais qui se trouvent empêchées par des infirmités casuelles, héréditaires, ou produites par leurs déréglemens. C'est à eux que je recommande particulièrement le baume de Gilead, un remède qui agit promptement; souvent six semaines suffisent; le mal est-il chronique, il faudra le double de ce temps; et, dans des cas très-invétérés, la cure doit être répétée après un intervalle de quelques semaines. Ce baume opère d'abord sur l'estomac où il rétablit l'intégrité des facultés digestives, et communique par cet organe une nouvelle santé, une nouvelle vie, une nouvelle vigueur à toutes les différentes parties du corps.

L'estomac étant en grande partie la source des maladies, on doit aussi en faire celle de la guérison; c'est de là que doivent jaillir les sucs nourriciers destinés à fortifier et à ranimer le corps : c'est ainsi, en attaquant le mal à la racine, que ce remède fait disparaître en même-temps l'effet et la cause, et qu'il améliore et purifie les sens, en expulsant toutes les matières impures et superflues, et en substituant les matières intestines et purifiantes. En effet, les sucs du corps se filtrent dans l'estomac, où les matériaux pour leur sécrétion sont fournis par cet organe. L'excellence de ce baume restaurant consiste surtout dans la facilité avec laquelle il répare les substances dissipées avec trop d'indiscrétion, et dont la perte jette tout le système dans une espèce de langueur, de débilité, d'atrophie et de marasme. La tonicité et l'élasticité des fibres se rétablissent, et ils perdent leur irritabilité excessive morbifique, sans que le système nerveux soit trop immédiatement excité, mais uniquement par l'amélioration et la purification des sucs dont les nerfs tirent leur santé; car les médicamens qui produisent une irritation immédiate et violente sont très-pernicieux; et le médecin qui possède quelque degré d'humanité, ne peut, sans un sentiment d'horreur, réfléchir aux maux que causent journellement ces préparations dangereuses qui méritent plutôt le nom de poison que celui de remède. Le baume de Gilead, au contraire, est fortifiant sans être stimulant, et vivifiant sans causer d'inflammation. On ne peut donc assez recommander aux personnes qui souffrent des symptômes ou des maladies dont il est parlé dans cet ouvrage, d'avoir recours à un remède qui, dans tous les cas, est aussi innocent qu'il est efficace dans les maladies pour lesquelles il est recommandé. Un essai suffira pour convaincre combien il diffère de ceux qui n'opèrent qu'un soulagement passager, pour produire dans la suite une aggravation perpétuelle et habituelle du mal.

C'est surtout aux personnes qui, par des indiscrétions, par des imprudences et en usant avec trop peu de retenue de la volupté, ont affaibli leur constitution, que ce baume offre des secours efficaces; mais ce n'est pas à eux seuls que ses bons effets sont propices, car il est des malades qui présentent les mêmes symptômes, résultant cependant de causes toutes différentes, et qui prennent chaque jour ce remède avec le même succès; car on ne peut nier que le mercure doit attaquer à la longue essentiellement le système nerveux; des gonorrhées de longue durée ont souvent le même effet, ainsi que l'habitude trop fréquente de s'énerver: il n'est pas étonnant qu'une résidence prolongée dans un climat chaud et malsain ait les mêmes suites, lorsqu'on considère que le principe de tous ces maux consiste dans les évacuations immodérées, et que ces évacuations excessives doivent nécessairement avoir lieu dans le corps d'un jeune Européen qui se trouve transporté à un climat tel que celui des Indes ou de l'Afrique; il n'est pas moins évident que les femmes, par leurs habitudes sédentaires et autres circonstances, soient également sujettes au *tabes dorsalis*, à l'atrophie nerveuse et à la consomption, et il est un grand nombre de dames qui sont quelquefois atteintes d'une maladie qu'on serait presque tenté d'interpréter à leur désavantage, sans qu'il y ait cependant de leur faute; car, même parmi les hommes les plus sages, et qui mènent, soit une vie active, soit une vie sédentaire, il en est qu'une maladie toute pareille vient quelquefois affliger, et qui peuvent se guérir par les mêmes moyens. Si à toutes ces personnes, la certitude que le baume de Gilead a guéri des milliers de malades qui souffraient des mêmes symptômes, offre quelque consolation, je puis la leur donner avec toute assurance.

Mais c'est particulièrement aux dames que ce baume paraît destiné, puisqu'il guérit surtout la faiblesse, la lassitude, la déjection et tous les autres symptômes morbifiques auxquels cette portion aimable du genre humain est spécialement sujette, et qu'il procure aux femmes d'un âge avancé une parfaite santé, qui non-seulement prolonge la vie, mais en augmente les agrémens; ses effets sont tous contraires aux médicamens ordinaires que l'on offre aux dames, et qui ne servent qu'à détruire un symptôme pour en exciter ou en aggraver un autre plus important. Le baume de Gilead a en outre, comme je l'ai déjà observé, une qualité qui doit le rendre infiniment plus précieux que toute autre préparation, c'est celle de guérir les symptômes qui détruisent les espérances des dames mariées, et de coopérer *toujours efficacement* à leur procurer les doux plaisirs de la maternité.

La grande réputation que ce médicament s'est acquise par les cures vraiment extraordinaires que son usage a opérées dans des cas où tous autres remèdes avaient été sans effet, et où les plus célèbres médecins avaient en vain épuisé toutes les ressources de l'art, a donné à plusieurs pharmaciens l'envie de l'analyser; mais jusqu'ici tous leurs efforts ont été inutiles, car il est impossible à tout chimiste de distinguer les différentes substances qui y entrent, et de découvrir leurs proportions : cependant, de la préparation chimique, de la quantité et de la qualité de chaque ingrédient, et de la confection scientifique du tout, dépend entièrement son efficacité ; il est donc essentiel à tous ceux qui désirent faire usage de ce remède, de s'assurer que celui qu'on leur présente est le véritable, et de ne s'en procurer que de l'auteur lui-même ou de ses agens accrédités, pour lesquels il aura grand soin de ne choisir que des personnes intègres à l'abri de tout reproche. On est prié de faire également attention à l'imprimé de chaque bouteille, qui portera la signature : E. Sinnett.

Le baume de Gilead du docteur Sinnett se vend chez l'auteur, rue Taitbout, n. 33, à Paris, à raison de dix francs par bouteille, et cent francs par caisse de douze bouteilles.

CHAPITRE VI.

Le régime diététique étant aussi essentiel aux malades que les médicamens dont ils font usage, je me propose de consacrer le présent chapitre à quelques règles générales sur ce sujet, qui seront de la plus grande utilité à tous ceux qui voudront les suivre, et qui contribueront toujours à faire opérer les médicamens prescrits par moi ou tout autre médecin. Les alimens qu'il faut surtout choisir pour les malades débilités, sont ceux qui renferment le plus de nutrition dans le plus petit volume, et ceux qui sont les plus faciles à digérer. Tout ce qui est âpre ou trop assaisonné doit être évité Comme rien ne nuit plus aux fibres animales qu'une distension forcée, il est évident que, chez les personnes faibles, si l'estomac est surchargé, il doit en résulter un sentiment de malaise, d'oppression et de déjection, qui doit nécessairement augmenter leurs souffrances. Pour prévenir ces inconvéniens, il faut être prudent dans le choix des alimens, et restaurer les forces de l'estomac en prenant souvent de petites quantités de nourriture. Les estomacs des convalescens deviennent hors d'état de digérer tout ce qui n'est pas d'une digestion facile, et l'action de cet organe, déjà languissant, est entièrement détruite par l'usage de tout autre aliment que ceux que je me propose de recommander.

Il est facile de former un catalogue de tous les alimens qui sont propres aux malades, et de tous ceux qui ne le sont pas. Parmi ces derniers, on peut ranger tous les mets d'une digestion difficile, surtout des objets fumés et salés, de la viande grasse, etc., parce qu'ils relâchent les fibres de l'estomac, et diminuent l'action déjà trop affaiblie des jus digestifs; qu'ils augmentent les obstructions et produisent des douleurs, des agitations et des fièvres. La pâtisserie est encore un aliment qui ne convient pas du tout aux personnes débilitées; les herbes confites, les choux, les légumes cossés . et tous autres mets qui ont un goût ou une odeur âpre, sont également malfaisans. Quoique dans quelques maladies inflammatoires et autres les fruits soient très-salutaires, il faut éviter d'en faire usage dans celles qui font le sujet du présent opuscule : ils affaiblissent et relâchent les forces de l'estomac, rarifient le sang, qui n'est déjà que trop aqueux, et produisent souvent, par leur fermentation, une quantité d'air qui est très-pernicieuse. Les fruits laissent encore dans leur passage par les premiers conduits un principe d'âpreté qui peut occasioner des accidens sérieux. Les concombres, les salades et autres produits du potager qu'on est dans l'habitude de manger crus avec du vinaigre sont sujets aux mêmes inconvéniens. Bien que la liste des alimens défendus puisse paraître longue le catalogue de ceux qui ne le sont pas est infiniment plus étendu. La viande de jeunes bestiaux nourris dans de bons pâturages, principalement l'agneau, le veau, le bœuf, les poulets, les pigeons, les perdrix, sont très-sains; le poisson de mer n'est pas mauvais; mais en général tous les poissons d'eau douce sont malfaisans. La manière d'apprêter ces mets est presque aussi importante aux malades que leur qualité ; si on les rôtit, on doit tâcher de leur conserver leur jus; si on les bouillit, on doit le faire dans le moins d'eau possible, et ne pas les faire cuire trop long-temps, sans quoi toutes les parties nutritives sont communiquées à la soupe, et la viande qui reste n'est plus qu'un amas de fibres sans jus, sans goût et d'une digestion difficile.

Malgré toute l'attention que l'on puisse porter à apprêter convenablement les mets, il est encore des malades qui ne peuvent les digérer, de sorte qu'on ne peut leur donner que le jus, qui doit alors être extrait de viande demi-cuite, avec un peu de pain et de vin. Quoique le pain ait l'avantage de renfermer dans un très-petit volume un degré considérable de nutrition, il est néanmoins indispensable de prévenir le dégoût qui pourrait résulter d'un régime consistant exclusivement en nourriture animale, et la putréfaction, qui aurait lieu, si on n'y mêlait quelques légumes. Il est des légumes qui conviennent beaucoup aux malades, tels sont les racines tendres, comme les artichauts, les asperges, les grains cuits dans du lait ou de la crême; du bouillon et des gelées sont très-sains, puisqu'ils renferment de la nourriture des deux classes; et, en les prenant alternativement, on préviendra les mauvais effets qui pourraient en résulter si on s'attachait exclusivement à l'un d'eux. Et quoique j'aie déconseillé l'usage des fruits en général, je ne prétends pas dire que des fruits très-mûrs et d'une nature pas trop aqueuse, mangés avec modération, soient nuisibles.

Les œufs sont très-nourrissans, fortifians, et d'une digestion facile, si on les mange crus ou cuits pendant deux ou trois minutes; car, s'ils sont cuits trop durs, ils perdent toutes leurs bonnes qualités, et deviennent difficiles à digérer. Mais, de tous les alimens, celui qui convient le mieux aux personnes attaquées d'amaigrissement et de faiblesse, c'est le lait, qui réunit toutes les qualités qu'on peut désirer, sans offrir le moindre danger. Le lait répare le plus promptement les faiblesses du corps, et, étant préparé par la main bienfaisante de la nature, on n'a pas à craindre qu'il soit sophistiqué. Le lait nourrit autant que le jus de viande et n'est pas susceptible de putréfaction comme ce dernier; il étanche la soif, et facilite les fonctions animales. Il est cependant des malades auxquels le lait ne convient pas : lorsqu'une prompte digestion est nécessaire, et qu'il reste trop long-temps dans l'estomac, ou qu'il rencontre quelque substance acrimonieuse qui le fait cailler, alors il produit quelquefois une diarrhée, ou sort par la transpiration, ou les passages urinaires, sans apporter la moindre nutrition au système. On doit avoir soin de se procurer du lait d'une bête saine et bien nourrie; on doit laisser écouler le plus grand délai possible entre ses repas et l'heure qu'on prend son lait, n'en prendre qu'une petite quantité à la fois, et surtout il faut s'abstenir de tous alimens qui pourraient l'aigrir. L'estomac, l'abdomen et les jambes doivent être tenus chauds, et le malade doit user de beaucoup de modération en ce qui regarde la quantité d'alimens qu'il prend à la fois.

Pendant quelques années on était très-prévenu en faveur du lait d'ânesse pour les personnes en consomption; mais les observations que j'ai faites m'ont prouvé que cette préférence qu'on lui donne sur le lait d'une jeune vache saine et bien nourrie, n'est nullement fondée. L'expérience a prouvé que le lait d'ânesse est d'une nature extrêmement séreuse, et que par conséquent il doit être plutôt relâchant que corroborant; on ne doit donc pas être étonné si le célèbre Haller s'exprime à ce sujet en ces mots : « Il me semble que le lait d'ânesse a »rarement l'effet qu'on devrait en attendre. »

Avant d'abandonner ce sujet, je dois encore recommander aux malades d'éviter autant que possible les mélanges. Car toute personne raisonnable peut facilement concevoir la difficulté que doit éprouver la digestion, lorsqu'une variété d'alimens se trouvent à la fois logés dans l'estomac.

Les malades ne doivent pas faire moins d'attention à ce qu'ils boivent qu'à ce qu'ils mangent.

Les boissons qui augmentent la faiblesse et le relâchement doivent être évités; ils diminuent le peu de facultés digestives qui restent, ils communiquent une tendance acrimonieuse aux humeurs, et augmentent les trop grandes émotions du système nerveux. Les eaux chaudes de toute nature possèdent le premier défaut; le thé les réunit tous, le café en possède les deux derniers; de sorte qu'ils ne conviennent pas aux malades pour l'usage desquels le présent ouvrage est destiné. Plusieurs auteurs célèbres dans les annales de la médecine ont décrit les inconvéniens qui résultent d'un usage continuel de ces liqueurs, avec tant d'éloquence qu'ils ne peuvent manquer de convaincre leurs lecteurs les plus sceptiques ; pour moi, les observations que j'ai été à même de faire pendant le cours de ma pratique, me portent à reconnaître la justesse de leurs remarques.

Quoique les liqueurs spiritueuses possèdent beaucoup de qualités tout opposées, et que par cette raison elles pourraient paraître superficiellement très-saines, je serais disposé à les rejeter entièrement, ou du moins à limiter leur usage; leur opération est trop violente, et leur passage par les conduits est trop précipité ; et quoiqu'elles paraissent corroborer momentanément le corps, la lassitude et la faiblesse ne font que s'en accroître dans les suites. Par l'usage des liqueurs fortes, les papillaes qui garnissent l'intérieur de l'estomac s'endurcissent, et sont privés du degré de sensibilité qui est essentiel pour créer un appétit; et les jus digestifs perdent la fluidité dont ils ont besoin pour remplir leurs fonctions importantes.

La boisson la plus saine pour les malades en question, est l'eau de fontaine, pure ou mêlée avec un peu de bon vin. Les bières ne conviennent pas. Le cacao et le chocolat ont souvent produit des résultats favorables, bouillis dans du lait, c'est un excellent déjeûner pour des malades débilités.

Dans les boissons il faut encore recommander la modération. Une trop grande quantité de liquide affaiblit la digestion, relâche l'estomac, inonde les jus gastriques et précipite les alimens avant qu'ils aient subi les procédés nécessaires dans cet organe; ils occasionnent encore un flux d'urine trop copieux, et augmentent extraordinairement la transpiration, ce qui tend à augmenter la débilité.

Il paraîtra peut-être à plusieurs de mes lecteurs, inutile d'entrer sans des détails sur des sujets si communs; et ils diront peut-être que, s'ils devaient se conformer à toutes ces règles, ils meneraient une vie de misère; mais je leur demande s'il est possible d'attacher un prix trop élevé à santé, et si les sacrifices qu'on pourrait faire pour la rétablir lorsqu'elle est perdue, sont équivalens aux douceurs qu'on éprouvera en la recouvrant. En effet, ces sacrifices sont très-peu considérables, car on contracte facilement l'habitude de tout régime qu'on désire suivre, et l'homme qui par préférence boit de l'eau, y trouve un goût aussi exquis, qu'un partisan de Bacchus dans les vins les plus délicats.

Les personnes débiles ont un plus grand besoin de respirer un air frais que les personnes robustes; c'est pourquoi les malades qui sont sujets à quelques-uns des symptômes dont il a été fait mention dans le présent ouvrage, doivent tâcher de se procurer cet agrément sous une atmosphère sèche et tempérée, un climat trop chaud ou trop humide n'étant pas sain. Quelques malades débiles sont très-sensibles aux changemens de l'atmosphère, et leur santé varie selon la chaleur ou la froideur du temps. L'air qu'on respire dans une grande ville, étant chargé de vapeurs nuisibles et d'exhalaisons infectes, doit toujours manquer de cette qualité pure et vivifiante dont dépend l'efficacité de cet élément. L'air de la campagne ne possède au contraire que de bonnes qualités, étant rempli des odeurs volatiles, pénétrantes et agréables des plantes, mêlées aux vapeurs de la terre; mais, comme il est des milliers de personnes auxquelles leurs occupations ou circonstances ne permettent pas de résider à la campagne, ces personnes doivent tâcher, pour le rétablissement de leur santé, de rendre l'air qu'ils respirent aussi pur que possible. Leurs appartemens devraient être aérés pendant quelques heures par jour, ni trop matin ni après la brune, ni lorsqu'il fait des brouillards. L'habitude de placer des pots de fleurs sur les balcons est très-utile et très-agréable, pourvu que l'on choisisse des plantes qui n'ont pas une odeur trop forte. Des plantes et des branches d'arbres vertes peuvent être placées avec succès dans les chambres des malades; elles renferment une grande portion d'air vital ou oxigène, qui ranime les esprits.

Il est très-utile aux malades débiles de se lever de bonne heure et de respirer l'air du matin. La fraîcheur de la nuit rend à la terre tout son principe régénératif; et la rosée qui, au lever du soleil s'évapore par degré après avoir imbibé les odeurs balsamiques des fleurs qu'elle couvrait, rend l'air vraiment médicinal. En effet, la vigueur et l'appétit qui se font sentir dans la journée qui suit une promenade matinale, sont le plus fort argument qu'on puisse avancer. Les hypocondriaques en éprouvent particulièrement les résultats les plus heureux.

Le changement subit du chaud au froid, ou du froid au chaud, est surtout nuisible aux convalescens ; mais, comme l'air frais est indispensable à la vie, on ne doit pas porter la crainte du froid à un excès. Il faut agir à ce sujet autant que possible conformément à la nature, et à mesure qu'un temps chaud refroidit, changer sa mise, et suivre les diverses gradations de la température ; alors le froid ne paraîtra pas désagréable, et n'empêchera pas la transpiration insensible, surtout si on prend tout l'exercice que permettent les forces, sans cependant se causer un excès de fatigue.

CHAPITRE VII.

Dans les pages précédentes j'ai donné une description concise de la maladie dont traite cet opuscule, de ses symptômes, ses causes, ses suites, ses remèdes et le régime diététique que je recommande. Je me propose maintenant de donner quelques maximes, aphorismes et réflexions applicables au même sujet, et qui mériteront, j'espère, l'attention spéciale de ces infortunés auxquels je m'adresse surtout, et des parens et amis qui s'intéressent à leur bien être.

La santé est l'exercice régulière et agréable de toutes les fonctions naturelles de l'esprit et du corps. La maladie, au contraire, est l'exercice disproportionné et douloureux de toutes ces fonctions ou de quelques-unes d'entre elles, ou la suspension totale de leur action.

La vivacité, l'activité, la gaîté sont naturelles à la jeunesse; donc, si nous voyons de jeunes personnes abattues, pensives, tristes, cherchant la solitude, manquant d'appétit, nous pouvons en conclure qu'il existe quelque dérangement dans leur système moral ou physique, c'est alors à leurs parens à les observer avec sollicitude, à leur faire des exhortations amicales, à les distraire, et à gagner ainsi leur confiance; leurs âmes innocentes sont en général très-confiantes et faciles à pénétrer; mais en même temps elles sont naturellement honteuses et timides, et par conséquent, la sévérité en ces cas les engage à une réserve qui se termine en une bouderie opiniâtre qui les expose à toutes les illusions d'une imagination sans expérience, mais fertile.

Lorsque de jeunes personnes de l'un et de l'autre sexe arrivent à l'âge de la puberté, qui pour les hommes est à dix-sept, et pour les femmes deux ou trois années plus tôt, les premières étincelles d'un amour physique se font sentir dans leur cœur, et ils sont alors animés par des sensations tellement vives, qu'il faut tous les secours de l'éducation, de la religion, et d'un principe moral pour les réprimer. Avant cette époque, la nature paraît avoir eu en vue que la croissance et le développement du corps; mais, après cette époque, les principes de la vie se multiplient avec tant de vitesse, que, non-seulement nous en renfermons une suffisance pour nous-mêmes, mais que nous pouvons encore donner l'existence à des êtres comme nous-mêmes. Cette superfluité et cette accumulation des principes de la vie, produisent à la fin, un désir violent d'y donner l'essor. Si la jeunesse cède à ses désirs, si elle les entretient, ils « croîtront à mesure qu'elle même croît et se fortifieront avec elle » jusqu'à ce qu'ils deviennent un sentiment tellement habituel, qu'arrivée à l'âge de maturité, tous les efforts de la raison suffisent à peine pour y mettre un frein. Il est donc facile à voir combien il doit être nécessaire d'avoir de bonne heure un empire absolu sur les passions qui nous agitent. Lorsque ces passions ont acquis un empire sur l'esprit des jeunes gens, ils contractent souvent l'habitude dont il s'agit dans cet ouvrage, ou ils s'associent quelquefois avec les classes les plus dépravées de la société. Dans le premier cas, ils s'attirent des symptômes morbifiques, plus nombreux et plus funestes que ne le croiraient les personnes qui n'ont pas une connaissance profonde de cette partie de la médecine. Qu'il me suffise de déclarer à mes lecteurs que ce vice sape la constitution, qu'il porte le coup le plus rude aux facultés physiques, qu'il détruit la beauté personnelle, et qu'il contracte et affaiblit toute l'organisation du corps humain. L'esprit en souffre autant que le corps, auquel il est si intimement uni, que toute cause qui opère un effet quelconque sur l'un, produit le même résultat sur l'autre. Une dépravation progressive, mais générale de toutes les facultés intellectuelles, et particulièrement de la mémoire en est une des suites infaillibles; en effet, cette dernière faculté est souvent détruite au point qu'on ne peut se rappeler des choses qui occupaient jusqu'alors continuellement l'esprit; la vigueur de l'imagination se perd, et l'intelligence s'obscurcit de manière à ne plus comprendre les choses les plus simples; et, tout ce qui arrive à cette sorte de malades, a l'air d'un songe. Un médecin moderne dit à ce sujet: «qu'ils offrent toute l'apparence de la vieillesse; pâles, énervés, indolens, stupides et même imbéciles, leurs membres chancelans ne peuvent plus les soutenir; ils ont un dégoût pour tout ce qui devrait à leur âge paraître agréable, et deviennent souvent paralytiques.»

Tout homme a besoin d'un certain degré de diligence et d'attention pour remplir les devoirs de sa vocation; mais les dérangemens produits par cette habitude le rendront incapable de donner les moindres soins à sa profession, et même l'homme riche, s'il est sujet à ce vice, sera bientôt hors d'état de se présenter avec dignité dans la société; il paraîtra distrait, embarrassé et stupide.

CHAPITRE VIII.

Il est une maxime établie parmi les gens de l'art, que, lorsqu'on connaît le fond d'une maladie, la cure est à moitié accomplie. Cette maxime est incontestable pour ce qui regarde la généralité des affections morbifiques auxquelles le corps humain est sujet; mais il existe une exception en ce qui regarde la maladie dont traite spécialement cet ouvrage, car les différentes préparations et les modes de traitement prescrits par les plus célèbres médecins jusqu'à ce jour, sont tous, après avoir joui d'une réputation éphémère, retombés dans l'oubli. Cependant ce n'est pas une raison pour en conclure que la nature ne pourrait pas produire un remède efficace contre cet opprobre de l'art.

Les observations suivantes ont été prises dans les écritures du professeur Wildenow, du docteur Bradley et du docteur Willich, ont été insérées dans le cinquième volume des Voyages de Bruce, et sont confirmées par les communications de milady M. W. Montagne, dans ses lettres écrites de Constantinople.

« Le baume de Gilead est un remède qui » jouit, parmi les médecins de l'Orient, d'une » réputation distinguée. Cette réputation lui » était déjà acquise avant la naissance du Christ; » et le temps qui s'est écoulé depuis cette époque, bien loin d'y apporter aucune atteinte, » n'a fait que l'affermir: aujourd'hui encore, ce » baume est un remède favori et populaire parmi » les Turcs et autres nations de l'Orient, qui le » considèrent comme un médicament diaphorétique, alexipharmaque, et généralement efficace; ils le prennent intérieurement contre

»les maladies des intestins, contre les ulcères »dans les poumons, le foie et les rognons. Ils »l'administrent aux personnes qui ont avalé »du poison ou qui ont été mordues par des ser- »pens, des scorpions ou autres bêtes veni- »meuses, et ils en bassinent les plaies. Les »Égyptiens modernes en font un usage journa- »lier pendant les ravages de la peste, et on »suppose que les femmes égyptiennes ont le »moyen de se rendre fertiles en prenant inté- »rieurement de ce baume, et en s'en fumigant et »parfumant le corps après le bain. Telle est la »vénération que les Orientaux ont pour ce re- »mède, qu'aucune partie de l'arbre qui le pro- »duit n'est perdue pour eux; le tout entre dans »la composition de médicamens. Il appert de »documens authentiques que, plusieurs siècles »avant l'ère chrétienne, le baume de Gilead »faisait déjà un article de commerce très-im- »portant.»

Sir Walter Raleigh, dans son *Histoire du monde* (vol. 2ᵉ, chap. 2), dit «que Cléopâtre »obtint de son amant toutes les terres fertiles »de Jéricho, qui étaient les plus riches et les »plus belles de la Judée, principalement à cause »du baume de Gilead qu'elles produisaient, et »qui rapportaient à Hérode un revenu considé- »rable.»

Pline dit (dans son *Histoire naturelle*, liv. XII, chap. XV), «que cette plante fournit la dro- »gue la plus précieuse, et qu'on ne la trouvait »que dans deux jardins appartenant aux rois »juifs, dont le plus grand n'avait que vingt

»arpens d'étendue. » Mais Cléopâtre en fit transporter beaucoup en Égypte, où elle vient en grande quantité. Il a été prouvé que cette plante est originaire de l'Arabie, et qu'elle croissait surtout dans le voisinage de la Mècque et de Médine, dans un état sauvage, même dans les terrains sablonneux, quoique celle que l'on cultive dans les jardins soit d'une qualité supérieure. Le baume se cueille aux mois de juillet et d'août; et, dans quelques terrains plus chauds, même au mois de juin; quelquefois il découle de soi-même de l'arbrisseau, sinon on le fait dégoutter au moyen d'une incision pratiquée avec un morceau de verre, de caillou, ou d'ivoire tranchant. La liqueur a d'abord une couleur blanchâtre, mais devient ensuite verdâtre ou jaunâtre, et prend une couleur de miel en vieillissant. D'abord le baume est fluide, mais il s'épaissit par degrés; il est tellement léger, qu'il nage sur la surface de l'eau, et devient, lorsqu'on l'agite, couleur de lait. Celui qu'on importe en Europe est rarement naturel, vu que son prix exorbitant est un attrait puissant pour le sophistiquer. Voilà aussi pourquoi l'on n'en fait pas plus généralement usage, et c'est encore la raison pourquoi tant de personnes envieuses et égoïstes tâchent de déprécier un remède qu'elles ne connaissent pas; mais malgré les motifs sordides qui les font agir, malgré leur amour propre et leur vanité, qu'ils n'espèrent pas réfuter, ni même balancer les témoignages de nos savans. La vérité l'emportera, l'expérience vaincra l'erreur et les préjugés mal fondés, et bientôt l'on verra dans toutes les pharmacies de l'Europe la formule, ou une imitation de la formule du *baume de Gilead du docteur Sinnett*, ainsi qu'on l'a vu arriver avec beaucoup d'autres spécifiques que l'on a commencé par décrier, mais qu'on a vu ensuite adopter, non par le plus grand nombre des médecins, mais par les gens de l'art les plus éclairés et les plus respectables. En effet, il est ridicule d'entendre le laquais impertinent d'un docteur à longues oreilles et d'un marchand de drogues qui s'empresse de dénigrer un remède qui est autant au-dessus de ses préparations nauséabondes, que le quinquina ou la manne sont au-dessus des remèdes de cheval et de la mort aux rats.

Il est incontestable qu'un remède qui a conservé sa réputation intacte pendant tant de siècles, parmi les nations les plus éclairées de la terre, doit posséder des qualités extraordinaires; les critiques les plus fastidieux, les sceptiques même ne sauraient les nier; mais il est peu de personnes qui connaissent la véritable manière de le confectionner et de le combiner avec d'autres ingrédiens d'une manière à le rendre généralement utile : cependant une longue expérience a prouvé que la préparation de cette drogue précieuse, confectionnée par M. Sinnett, M. D., a atteint le plus haut degré de perfection; l'opinion publique l'a reconnue comme telle, et tous ceux qui ont soin de se procurer la véritable, en trouveront toujours les résultats favorables. Les nombres infinis de cures vraiment extraordinaires que ce baume a effectuées, et que mille personnes peuvent attester ; son goût plutôt agréable que déplaisant, doivent détruire les préventions, et le faire accueillir par tout praticien éclairé et par tout malade qui tient à un prompt rétablissement, de préférence aux traitemens systématiques, incertains et lents, qui ont souvent épuisé la patience et la bourse de malades qui ont, dans la suite, dû leur guérison à ce remède. Toute famille ferait bien d'en avoir une provision comme un préservatif de la santé et un remède sûr en cas d'une maladie subite. Ceux qui ont de jeunes personnes de l'un et de l'autre sexe confiés à leurs soins, les studieux, les sédentaires, les bons vivans, ceux qui fréquentent les endroits publics, doivent considérer combien il est nécessaire d'être muni d'un remède contre ces maladies que chacun, quelle que soit sa manière de vivre, doit attendre tôt ou tard ; les personnes qui souffrent de maladies aiguës ou chroniques, ne devraient pas perdre un moment à avoir recours peut-être au seul remède dont ils puissent raisonnablement attendre une guérison prompte et entière. Les délais sont dangereux; les progrès d'un mal sont rapides, et souvent les remèdes ne manquent d'efficacité que parcequ'ils ont été administrés trop tard.

La santé de tout individu dépend, en grande partie, de la régularité de l'espèce d'évacuation que l'on nomme *la transpiration insensible* ; toutes les irrégularités qui ont lieu dans cette opération, produisent des maux de tête, des malaises, un sommeil agité, la lassitude, la langueur, la pesanteur dans les membres, etc. On a calculé qu'une personne d'une stature moyenne transpire de trois à cinq livres par vingt-quatre heures. Cette exsudation par les pores est le plus essentiel pendant la nuit, vu qu'alors les particules nuisibles se séparent plus que dans le jour, lorsque l'activité où nous nous trouvons retarde cette opération: Pendant le repos, la circulation du sang n'est pas interrompue, et la plus grande uniformité qui existe pendant la nuit dans l'atmosphère qui nous environne, rend la transpiration nocturne plus copieuse.

En parlant de la transpiration, je ne veux pas désigner cette exsudation copieuse qu'on appelle vulgairement *la sueur*, mais cette évacuation presque imperceptible qu'on nomme la transpiration insensible. Dans le traitement de personnes affligées de *tabes dorsalis*, il est surtout essentiel de faire attention à ce point. Les relations réciproques entre les fonctions de l'estomac et celles de la peau sont encore si intimes, que si les premières sont interverties, les dernières en souffrent, et *vice-versa*.

Les personnes qui ont la coutume de porter leur attention à des évacuations d'une nature plus frappante, pourraient présumer que je fais plus de cas de cette évacuation par les pores que le sujet ne mérite; mais qu'il me soit permis d'assurer à mes lecteurs, que la transpiration insensible est *plus* essentielle que les autres excrétions; et qu'en faisant attention à cette fonction, lorsqu'elle se trouve dérangée, il est quelquefois facile de faire disparaître le mal avant qu'il ait encore fait du dégât dans la constitution. Ayant démontré l'utilité de maintenir la transpiration insensible, je dois également faire observer que la transpiration portée à l'excès est préjudiciable aux personnes bien portantes, et peut même mener à une consomption; et que, dans les malades débiles, cet excès occasionne souvent des symptômes dangereux.

On peut faciliter la transpiration en étendant et en frottant les membres, ce qui tend à accélérer la circulation du sang, par des bains, par un exercice modéré et par des remèdes sudorifiques. Lorsqu'un malade, affligé de quelques-uns des symptômes dont je viens de parler, s'enrhume, il faut, sans délai, régulariser la transpiration insensible. Un célèbre auteur allemand a observé que toutes les passions et émotions qui produisent la dépression, empêchent la transpiration insensible, pendant que celles qui produisent l'enjouement peuvent l'augmenter au point de devenir une cause indirecte de maladie. Un exercice journalier, mais modéré, contribue beaucoup à entretenir cette fonction et à fortifier le corps. La propreté produit le même effet, car il s'amasse continuellement sur la surface du corps des impuretés qui bouchent les pores, et qui, si elles ne sont ôtées, sont par conséquent préjudiciables à la santé, et occasionnent des maladies qu'on peut facilement prévenir ou arrêter dans leurs progrès, en faisant attention à la propreté de la peau.

J'ai déjà tâché d'établir l'influence que l'esprit exerce sur les fonctions du corps ; en effet, les relations entre eux sont si évidentes, qu'on doit être convaincu combien le bien être de l'un dépend en grande partie de celui de l'autre. Aux dangereux effets des passions, dont il a déjà été fait mention, je n'ai qu'à ajouter qu'on ne peut prendre assez de précautions contre les sensations désagréables et douloureuses auxquelles les malades atrophiques sont sujets ; et que ces malades, ainsi que ceux aux soins desquels ils sont confiés, doivent faire tous leurs efforts pour les occuper d'une manière qui puisse les distraire agréablement. Les personnes qui souffrent de ces sortes de maladies, surtout du *tabes dorsalis*, sont en général enclins à la mélancolie, et à la solitude ; une disposition qui, par l'état vicieux de leurs humeurs, augmente continuellement, jusqu'à atteindre un degré éminent de danger.

Toutes les passions, de quelque nature qu'elles soient, si elles sont portées à l'excès, deviennent pernicieuses : des infirmités et même la mort en sont souvent les funestes effets. La catalepsie et des accès épileptiques accompagnent quelquefois une extrême affliction ou inquiétude, et une terreur soudaine a souvent produit des apoplexies. L'hypocondrie et les vapeurs peuvent, à la vérité, naître de différentes causes physiques, mais très-souvent elles prennent leur origine dans les passions, les souffrances ou les agitations de l'esprit.

Cependant il serait peu raisonnable de vouloir qu'une personne qui souffre de maladie, de débilité, de douleurs, puisse être assez maître d'elle, pour être gaie quand elle voudrait. Toute personne doit être convaincue par sa propre expérience, qu'il est aussi difficile de se forcer à rire, que d'en réprimer l'envie lorsque quelque objet comique ou risible nous y invite; et il ne nous est pas plus facile de nous armer contre un accès de mélancolie ou de rêverie, que de prévenir une fièvre ou une attaque de goutte. Néanmoins il est très-utile de recommander à ces sortes de malades d'avoir recours aux remèdes qui sont antidotes de la mélancolie, autant qu'aux médicamens qu'ils prennent pour soulager leurs infirmités corporelles. Il est malheureux qu'ordinairement ils ont une répugnance à aller en société, parce que, souvent, la solitude et l'inactivité sont les causes indirectes, non-seulement d'une mélancolie morbifique, mais d'autres passions qu'ils se plaisent à nourrir. Dans les cas dont il s'agit ici, l'esprit étant fortement disposé à se livrer à la contemplation des sujets, avec lesquels il est immédiatement en rapport, et qui tendent à aggraver le mal, le patient doit éviter l'oisiveté, l'inaction et la solitude, et ses amis doivent avoir soin de ne jamais le laisser seul; il ne doit lire que des livres gais et amusans; on doit varier autant que possible le lieu de sa résidence, et lui donner, s'il y a moyen, des occupations rurales; et lorsqu'on n'en a pas l'occasion, on doit lui procurer quelque autre distraction, qui puisse détourner son esprit de ces idées qu'on doit tâcher d'oblitérer à jamais de sa mémoire.

Qu'il me soit permis de citer ici un cas relaté par le célèbre Zimmerman, dans son *Essai sur la solitude*, qui est assez intéressant et remarquable pour réclamer l'attention du lecteur, et qui peut servir en même temps à élucider plusieurs des observations précédentes.

« Un jeune homme, natif de Genève, de manières très-polies et d'un esprit supérieurement cultivé, me consulta il y a quelque temps au sujet d'une maladie nerveuse, suite d'une disposition naturellement sédentaire, et d'une habitude trop souvent mise en usage par les jeunes gens inexpérimentés. Ces circonstances avaient déjà porté des coups effrayans à son corps comme à son esprit. Son corps desséché s'affaiblissait de jour en jour, et ses facultés intellectuelles étaient paralysées; il tomba enfin dans une mélancolie profonde qui, pendant quatre ans, avait bravé tous les efforts de la médecine, et qui finit par détruire son système nerveux. A certains intervalles, il était capable de s'apercevoir que la perturbation de ses facultés était occasionée par la désorganisation de son corps et du dérangement de son âme; il essaya de rétablir l'un en prenant l'air et de l'exercice, et il tâcha de dissiper l'autre par des scènes de joie et de festivité; mais son mal avait pris racine trop fortement, pour pouvoir être vaincu par des remèdes aussi peu efficaces. Après avoir essayé en vain les antidotes (le plaisir social et la dissipation mondaine), il s'avisa de mettre à l'épreuve les effets calmes et sédentaires d'une étude solitaire; mais ses facultés étaient incapables de goûter les beautés de cette occupation: les muses n'avaient nul charme pour lui; sa sensibilité était détruite, il n'avait de sentiment que pour le sujet de sa maladie. Ses facultés intellectuelles étaient affaiblies au point, qu'il ne lui était pas même possible de compter ce qui lui revenait sur une pièce de monnaie qu'il changeait; et il a avoué, que souvent ses souffrances l'avaient tenté de mettre lui-même un terme à ses chagrins par le suicide. L'idée seule qu'il allait aggraver sa punition et ses crimes par ce nouveau forfait, avait contribué à lui faire abandonner cette funeste intention. La religion, cette source de consolation, lui rendit enfin un certain degré de tranquillité et de repos qui effectuèrent une partie de sa guérison; mais il continua de souffrir encore pendant plusieurs années, d'une manière si affligeante de l'affaiblissement de ses nerfs, qu'il ne pouvait pas seulement écrire une lettre sur le sujet le plus trivial et le plus indifférent, sans des efforts douloureux. Il détestait la société, et ne se mêlait qu'à regret à ses plaisirs, lorsqu'il s'y voyait forcé par les conseils de ses amis et de ses médecins.

» La proposition lui en paraissait aussi extravagante, et aussi absurde, que si on avait recommandé à un homme sur le point de suffoquer dans les convulsions d'un asthme confirmé, de respirer librement. L'état déplorable de sa santé l'engagea à consulter plusieurs médecins italiens et anglais, et étant conseillé d'essayer les effets d'un voyage par mer, il se rendit à Riga ; il y resta six mois, au bout duquel temps il ne se trouva nullement changé. A son retour, on me consulta. A cette époque, il lui restait peu de ses mornes vapeurs superstitieuses ; mais son corps et surtout son système nerveux souffraient encore des douleurs insupportables. J'eus le bonheur de lui procurer du soulagement ; et lorsque, à de certains intervalles, ses souffrances étaient calmées et ses esprits égayés par la conversation, il était l'homme le plus aimable, tant par la vivacité de son génie, que par la justesse de ses observations et la solidité de son jugement. »

L'authenticité du cas qui vient d'être relaté et les effets funestes de l'habitude en question sur une âme élevée et un esprit fort, qui y sont décrits, doivent faire impression sur mes lecteurs, et diriger l'attention des médecins et des amis de jeunes malades à une cause trop fréquente, mais peu soupçonnée de tant de maladies.

Une des sources principales de la longue durée des maladies dont il est ici question, est la sollicitude qu'on met à les cacher ; mais les motifs de ce silence sont une excuse suffisante pour l'erreur commise en les cachant, et un stimulant puissant à la philanthropie pour rendre un mode de traitement secret praticable, sûr et permanent; c'est surtout dans cette intention que le baume de Gilead a été préparé de manière à réunir la plus grande probabilité d'un rétablissement de santé avec le secret le plus inviolable; et je puis déclarer ici que plusieurs malades, qui ont fait usage de ce remède *seul*, ont réussi à se guérir après avoir essayé en vain les remèdes les plus renommés, et les prescriptions des médecins les plus célèbres. Ce baume a l'avantage d'être aussi agréable au goût qu'un remède peut l'être, et d'être d'une efficacité presque universelle; cependant je suis loin de recommander le baume de Gilead indistinctement pour *toutes* maladies; mais je n'hésite pas à le prononcer le remède le plus spécifique qui existe pour toutes les maladies dont traite cet ouvrage, et généralement pour toutes celles qu'on nomme nerveuses. Je ne prétends pas promettre que ce baume pourra arrêter les progrès de la nature et communiquer l'immortalité; mais j'assure qu'il fortifiera une constitution affaiblie, et qu'il rétablira celle qui n'est pas trop délabrée; par ce moyen la vie sera non-seulement prolongée, mais elle sera encore rendue plus agréable. Et même, dans les cas les plus désespérés, lorsqu'un parfait rétablissement est impossible, le baume pourra alléger les souffrances d'une fin prochaine, ranimer l'esprit abattu, tranquilliser l'âme, et rendre les derniers momens moins pénibles. Il serait superflu de dire ici davantage en faveur de ce médicament. La lecture des pages précédentes doit avoir convaincu mes lecteurs que mon expérience et l'étude spéciale que j'ai faite de ces sortes de maladies me mettent à même de répondre à la confiance dont ils pourraient m'honorer. Ceux qui, par quelque circonstance, ne peuvent me consulter, mais qui voudront essayer les résultats du baume de Gilead, trouveront bientôt qu'il se recommande soi-même par ses effets.

CHAPITRE IX.

Quoique les symptômes que je viens de décrire ne se manifestent pas dans tous les cas, cependant la plus grande partie s'en font sentir plus ou moins. Il en est d'autres moins fréquens et plus irréguliers, dont les causes sont plus difficiles à reconnaître, mais qui contribuent également à constituer la maladie en question ; et on ne peut se rendre compte de la variété d'affections morbifiques que les jeunes gens s'attirent, tant par leur propre indiscrétion que par les relations et la dépendance mutuelle qui existe et est maintenue entre tous les organes et toutes les parties du corps ; car lorsqu'une partie est dérangée, une autre donne toujours des marques d'indisposition : les lois de ces rapports et relations ont jusqu'ici été enveloppées de ténèbres, et le seront probablement encore long-temps malgré les recherches de nos plus grands savans.

Il est un axiome établi, relatif au corps humain, que, plus souvent une partie de son organisation est mise en exécution, plus elle est exercée à un certain degré et plus son habileté et aptitude à remplir ses fonctions particulières s'augmentent en proportion; mais lorsqu'elle est poussée à un excès au-delà d'un certain degré, cette impulsion doit inévitablement débiliter, relâcher, et en dernier lieu détruire les forces. Cette observation est également applicable aux plus grands muscles, comme aux plus petits fibres ou aux vaisseaux capillaires, et fait voir clairement de quelle manière l'intempérance, les excès, et l'habitude funeste en question, produisent tant de misères compliquées.

Il est très à craindre que des enfans de douze à treize ans, par l'influence de l'exemple et la vue de ce qui se passe entre leurs camarades d'un âge plus avancé, ne soient séduits par cette habitude dangereuse; et les cas qui se sont présentés à moi peuvent assez confirmer cette appréhension. Un joli petit garçon et une charmante petite fille, tous les deux au-dessous de 14 ans, furent commis à mes soins; le garçon fut affligé d'une maladie nerveuse, qui causait des mouvemens involontaires des muscles, et des accès de convulsions, je trouvai la demoiselle couchée sur un tapis, sur lequel on lui avait conseillé de s'étendre plusieurs heures par jour, pour empêcher que le poids de son corps n'augmentât une courbure qui avait déjà lieu dans l'épine du dos, et qui résultait uniquement de cette habitude. Lorsque des cas de cette nature se présentent, ils offrent beaucoup de difficultés, beaucoup d'incertitudes, et exigent un temps considérable pour réparer le mal. Dans les pensionnats, où tant de jeunes personnes de différentes dispositions et constitutions se trouvent réunies, un seul individu attaqué de ce penchant funeste suffira pour établir une espèce de contagion dangereuse, et deviendra ainsi un moyen de corruption d'un grand nombre de jeunes personnes innocentes. Il est donc un des points les plus essentiels pour tous parens, tuteurs, et tous autres qui se chargent de l'éducation des enfans, d'avoir toujours un œil vigilant sur eux, sur leur conduite et sur leurs conversations.

Il est inutile d'examiner si c'est le corps ou l'esprit qui possède la plus grande influence sur l'autre, puisqu'il est évident que leur influence est réciproque, et qu'elle est plus ou moins forte dans l'un ou dans l'autre, en proportion de l'énergie de ses facultés, mises en action par des circonstances particulières ; d'ailleurs, l'influence de l'esprit, dans de jeunes personnes, est très-apparente, et il n'est pas difficile de s'en rendre compte. Les personnes qui ont une fois contracté cette habitude, ont continuellement l'esprit occupé par des méditations sur ce sujet, qui poursuivent et remplissent leur imagination, même pendant l'exercice des devoirs les plus sérieux et les plus importans ; et l'union du corps et de l'âme est si intime, que, même pendant l'époque où tous les sens paraissent plongés dans le sommeil, l'esprit s'occupe des idées qu'il avait dans la journée; de sorte que, même dans les heures de repos, ces jeunes infortunés aggravent, quoique involontairement, le mal qu'ils se sont faits le jour. Les suites résultant de cette infirmité nocturne sont d'autant plus déplorables qu'elles sont difficiles à guérir; car, ne pouvant avoir pendant le sommeil le même pouvoir sur nos facultés mentales que lorsque nous sommes éveillés, ces malades, quoiqu'on soit parvenu à les convaincre de leurs torts, et qu'ils prennent la ferme résolution d'y renoncer, ont la mortification d'éprouver que le bien qui est résulté de leurs efforts pendant le jour, est détruit par les visions illusoires de la nuit. Pour ce qui regarde ces individus qui s'obstinent à persévérer dans leur erreur, ils ont l'esprit tellement occupé d'idées inconvenables, que toute l'énergie du corps et de l'âme est dirigé vers le même point. Lorsque, dans cet état, l'esprit est pour un moment distrait de ces méditations habituelles par quelque autre pensée, les humeurs acrimonieuses dirigées et attirées de toutes les parties du système vers le même point, excitent un certain dégré d'irritation qui ne manque jamais de rappeler le sujet avec une double vigueur à l'imagination : comme si le malheureux prosélyte de l'erreur était condamné à ne connaître aucune intermission ni relâche, aucun repos, des peines qu'il se donne en travaillant à sa destruction; car même la nuit, consacrée au silence, au repos, n'en a pas pour lui. J'ai appuyé sur ce sujet parce que je sais, par expérience, que cette infirmité nocturne est un symptôme prévalant, dangereux et presque incurable, à moins qu'on ne parvienne à faire une impression assez forte sur l'esprit du malade.

Ayant l'habitude de recommander les bains froids à ceux de mes malades qui n'ont rien dans leur cas ou dans leur constitution qui puisse les rendre inconvenables, je vais me permettre quelques observations à ce sujet. Les bains sont un excellent auxiliaire aux effets salutaires du baume de Gilead; et ce remède est peut-être le meilleur qu'on puisse prendre pendant les bains de mer ou bains froids en général. Beaucoup de personnes qui, antérieurement ne pouvaient supporter un bain froid, en ont senti les meilleurs résultats. Les bains froids ont été estimés de tout temps; la propreté, autant que l'agrément de s'arroser le corps d'un élément aussi pur, doit les avoir recommandés aux premiers hommes; l'exemple même des animaux aurait pu suffire pour en indiquer aux hommes l'utilité.

Les malades nerveux retirent surtout des avantages du bain froid, cependant ils doivent être prudens dans son usage, puisque souvent ils ont de grandes faiblesses dans l'estomac, ou des constipations et des obstructions, pour l'une et l'autre desquelles l'application d'eau froide est préjudiciable. Les personnes délicates, et les dames surtout, doivent s'y accoutumer par degrés. Toutes les transitions subites sont contraires aux lois de la nature, et jamais on ne peut violer ces lois impunément. Pour les enfans et les jeunes personnes en général, les bains sont d'une grande utilité; ses qualités toniques et astringentes les préservent d'une infinité de maladies auxquelles ils seraient sujets à cette époque de la vie. Mais il est dangereux de se baigner souvent et trop long-temps dans les rivières pendant la chaleur du jour.

A toutes personnes souffrant des *Tabes dorsalis*, ou de quelques-uns de ses symptômes, je recommande particulièrement le bain froid comme un auxiliaire puissant pour rétablir le ton et la vigueur du système musculaire; néanmoins ce n'est qu'avec prudence, et après avoir fait subir aux fluides circulans une préparation convenable, qu'ils devraient en faire usage.

Toutes affections hystériques, spasmodiques et convulsives, occasionées par un trop grand degré d'irritabilité des nerfs dans les malades débiles, sont rétablies ou soulagées par le bain froid.

Il est un grand nombre de cas où le bain froid peut encore être recommandé; et surtout il est utile aux habitans des grandes villes, qui ont des emplois ou des occupations sédentaires; ou qui suivent une manière de vivre luxurieuse, Ces sortes de personnes sont généralement attaquées d'une faiblesse qui produit une circulation languissante, met les humeurs dans un état de crudité, et occasionne souvent des obstructions dans les petits vaisseaux capillaires et dans tout le système glandulaire. La gravité spécifique et les qualités toniques de l'eau froide sont très-propres à dissiper ces symptômes, à accélérer la circulation du sang, à faciliter les différentes sécrétions dans le corps, et à communiquer à tout ce système une santé et une vigueur permanentes. Mais, avant qu'un malade se dispose à prendre les bains, il doit exactement examiner l'état de ses poumons et autres viscères; s'il trouve qu'il existe des obstructions, il doit commencer par les dissoudre et dissiper tout symptôme inflammatoire.

Cependant il est bon d'observer que le bain froid est beaucoup plus propre à prévenir les obstructions glandulaires ou lymphatiques qu'à les dissoudre; car, lorsqu'une fois elles deviennent invétérées, le bain servirait plutôt à aggraver qu'à dissiper les symptômes.

La préparation la plus essentielle avant de prendre les bains, est de libérer l'abdomen, le viscère et le système vasculaire de toutes obstructions; car l'action de l'eau sur le fluide circulant est tellement forte qu'elle augmente considérablement la vélocité du cours du sang et de tous les sucs animaux: de sorte que, si leur cours est arrêté subitement par quelque obstruction, il peut s'en suivre la rupture d'un vaisseau, des crampes ou des spasmes convulsifs.

Le matin est le temps le plus propice pour le bain froid. On ne doit pas rester trop longtemps dans le bain, son efficacité consiste principalement dans la premièré impression faite sur la peau et sur les nerfs, qui sert à fortifier l'individu contre les vicissitudes de l'atmosphère. D'abord la tête doit toujours être mouillée la première, en la plongeant dans l'eau ; si le baigneur n'en a pas le courage, il suffit de lui en vider un grand vaisseau sur la tête. L'immersion doit se faire subitement, parce qu'on sent mieux l'effet de l'eau que lorsqu'on y entre timidement ou lentement; d'ailleurs l'effet de la première impression est alors uniforme sur tout le corps, et le sang n'est pas chassé avec violence aux extrémités supérieures du corps. Un exercice doux devrait précéder l'usage du bain froid, afin d'occasioner une réaction dans le système vasculeux, dont on attend les effets salutaires. Aussi ne faut-il pas rester tout-à-fait dans l'inaction pendant qu'on est dans l'eau, mais on doit tâcher d'accélérer la circulation du sang des extrémités au centre, et *vice versâ*. Après le bain, le corps doit être essuyé le plus promptement possible avec un linge ou un morceau de flanelle. Il est un genre de bain que je recommande spécialement aux malades souffrant du *Tabes dorsalis*, ainsi qu'aux personnes nerveuses et débilitées en général, c'est le bidet ou bain de chambre. C'est un acte de propreté très-simple et très-agréable, qui, répété matin et soir, tant en été qu'en hiver, produit les effets les plus salutaires.

Tout individu devrait prendre un exercice proportionné aux forces de son corps; c'est surtout indispensable pour la cure des maladies en question : mais la fatigue qui suit le premier essai décourage souvent les malades nerveux et débiles; cependant, s'ils possèdent assez de résolution pour surmonter ces premières difficultés, ils se ressentent bientôt des effets salutaires de l'exercice. J'ai souvent observé l'accroissement des forces dans des personnes qui ont persévéré courageusement à prendre un exercice journalier. Quelques-uns avaient d'abord une grande difficulté à faire le tour d'un très-petit jardin, et pouvaient après quelques semaines faire une promenade d'une lieue. La promenade à cheval est de beaucoup préférable à la promenade à pied pour des personnes très-débiles; et dans des cas d'une extrême faiblesse, une voiture est encore à préférer. Lorsque le mauvais temps ne permet pas à un malade de prendre l'air, il doit tâcher de prendre de l'exercice dans la maison; mais l'exercice, pris comme remède, ne doit pas devenir une fatigue: on ne doit pas le prendre trop vite après les repas, ni se mettre à table pendant qu'on est encore échauffé de sa promenade.

J'espère que les observations précédentes seront trouvées utiles, et je suis convaincu que plusieurs personnes débiles et nerveuses qui en suivront les conseils, verront bientôt leur santé rétablie, leurs nerfs frileux seront réchauffés, leurs fibres lâches rendues fermes, leur muscles fortifiés; leurs membres décharnés garnis de chair solide, leurs vaisseaux épuisés seront remplis, leur sang aqueux deviendra riche et balsamique, et sa circulation languissante sera rendue au sanati *impetus*, vrai signe de santé; leur esprit abattu sera animé, leur digestion régulière, le ton de leurs nerfs restauré, et leur constitution entière renouvelée.

Je conclurai le présent ouvrage en renouvelant ma recommandation de tempérance et de modération; car, si la subjugation raisonnable des passions donne une nouvelle vigueur à l'esprit, de même la tempérance rend le corps moins sujet à leurs émotions turbulentes.

Il ne me reste donc qu'à me recommander à la bienveillance d'un public éclairé et généreux, qui voudra bien pardonner le manque d'éloquence ou de l'élégance du style de ce petit ouvrage. Je tenterai même de désarmer la sévérité des critiques, en assurant que je n'ai d'autre but en publiant cet opuscule, que d'être utile à la société, en communiquant des observations qui sont le fruit d'une longue expérience; et que, dans cette circonstance, la bonne volonté peut tenir lieu de talens.

FIN

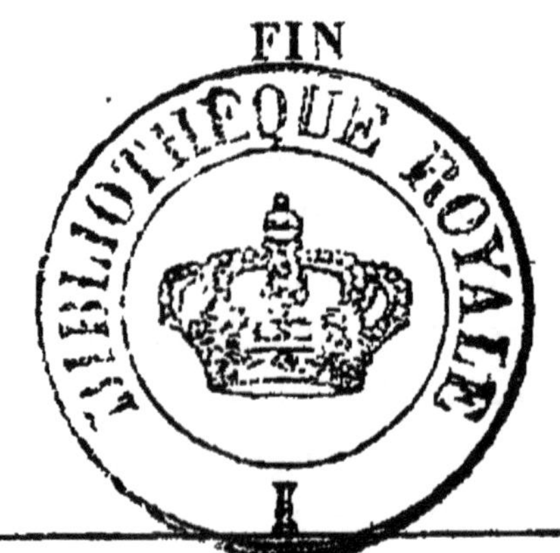

IMPRIMERIE DE CARPENTIER-MÉRICOURT,
Rue de Grenelle-Saint-Honoré, n° 59.

www.ingramcontent.com/pod-product-compliance
Ingram Content Group UK Ltd.
Pitfield, Milton Keynes, MK11 3LW, UK
UKHW021637260726
13994UKWH00003B/1213

9 782329 122854